MONITORIZACIÓN BÁSICA DEL PACIENTE CRÍTICO PARA ENFERMERÍA

MARTA GURPEGUI PUENTE

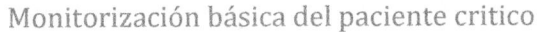

CONTENIDO

INTRODUCCIÓN

Marta Gurpegui Puente

Las unidades de Cuidados Intensivos se crearon ante la necesidad de una vigilancia estricta de pacientes con patología de riesgo vital. Mediante la observación y el registro continuo de los parámetros fisiológicos se valora el estado actual del paciente y su evolución.

"Monitorizar" según la Real Academia de la Lengua significa "Observar mediante aparatos especiales el curso de uno o varios parámetros fisiológicos o de otra naturaleza para detectar posibles anomalías", con lo que, "monitorización" podría definirse como "la vigilancia mediante aparatos". Pero la monitorización no consiste solamente en la vigilancia de los aparatos, sino en la integración de la información recibida por parte del personal médico y de enfermería de las señales recibidas desde el paciente, la exploración física no instrumental y el contacto verbal o visual del propio paciente.

Todos los pacientes ingresados en UCI precisan una monitorización básica que será más o menos invasiva dependiendo del grado de gravedad e inestabilidad del paciente.

El objetivo de la monitorización básica es detectar de forma precoz los cambios en determinados parámetros fisiológicos útiles para orientar el diagnóstico y tratamiento del paciente crítico.

MONITORIZACIÓN CARDÍACA

Marta Gurpegui Puente, Evelyn Lombarte Espinosa, Mireia Barceló Castelló

Es el registro electrocardiográfico continuo que nos permite valorar la frecuencia cardíaca y el ritmo. El electrocardiograma (ECG) es una monitorización fundamental para valorar la actividad fisiológica normal del corazón, así como su patología.

ACTIVIDAD ELÉCTRICA NORMAL

El nodo sinoauricular es el marcapasos cardiaco dominante. Está localizado en la aurícula derecha, y desde allí el impulso eléctrico se distribuye a las dos aurículas hasta alcanzar el nodo auriculoventricular (AV).

Después de pasar el nodo AV, el impulso eléctrico es conducido a lo largo de las vías de conducción ventricular a través del Haz de Hiss, que posteriormente se divide en dos ramas, derecha e izquierda, y a su vez en ramas distales del haz y las fibras de Purkinje.

La repolarización de los ventrículos es un proceso prolongado que se produce de forma independiente en todas las células y no necesita de vías de conducción establecidas.

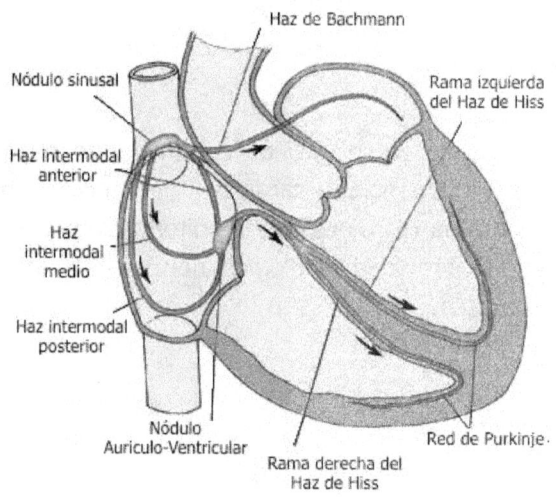

Esquema del sistema de conducción intrínseca del corazón

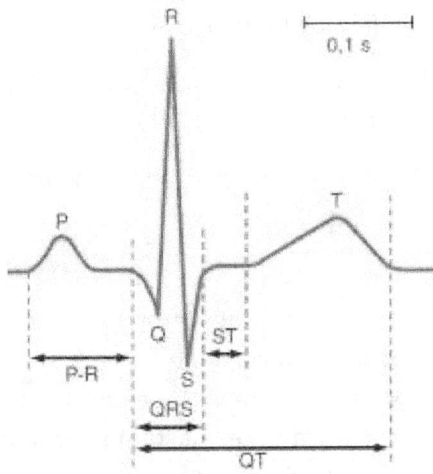

Componentes del ECG con las de las diferentes ondas e intérvalos

El ciclo ECG completo está formado por:

- Onda P: representa la despolarización de las aurículas. Una vez que el impulso eléctrico alcanza el nodo AV se observa un retraso, representado por el intervalo PR. Este retraso permite la contracción auricular y un llenado suplementario de los ventrículos.

- Complejo QRS: representa el progreso de la onda de despolarización a través del sistema de conducción ventricular. Después de la despolarización terminal el ECG vuelve a la línea basal.

- o Onda Q: onda negativa
- o Onda R: es la primera deflexión positiva del complejo QRS.
- o Onda S: es cualquier onda negativa que siga a la onda R.

- Onda T: junto con el segmento ST, representa la repolarización ventricular.
- Onda U: se registra después de la onda T, suele ser positiva y a veces bastante conspicua sin que esto tenga un significado patológico.

Tipos de derivaciones

Un ECG normal está compuesto por 12 derivaciones diferentes. Estas se dividen en tres grupos:

1. Derivaciones bipolares de las extremidades o estándar: registran la diferencia de potencial eléctrico entre dos puntos.

- Derivación I: entre brazo izquierdo (BI) (+) y brazo derecho (BD) (-).
- Derivación II: entre pierna izquierda (PI) (+) y BD (-).
- Derivación III: entre PI (+) y BI (-).

2. Derivaciones monopolares de los miembros: registran las variaciones de potencial de un punto con respecto a otro que se considera con actividad eléctrica 0. Se denominan aVR, aVL y aVF.

- a: aumento. Se obtiene al eliminar el electrodo negativo dentro del propio aparato de registro.
- V: vector
- R (Right), L (Left) y F (Foot): según el lugar donde se coloque el electrodo positivo, en BD, BI o PI.

3. Derivaciones precordiales de Wilson:

- V1: 4º espacio intercostal derecho, línea paraesternal derecha.
- V2: 4º espacio intercostal derecho, línea paraesternal izquierda.
- V3: simétrico entre V2 y V4.
- V4: 5º espacio intercostal izquierdo, línea medioclavicular.
- V5: 5º espacio intercostal izquierdo, línea anterior axilar.
- V6: 5º espacio intercostal izquierdo, línea axilar media.

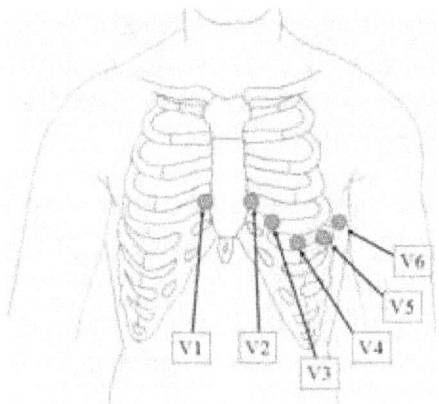

Derivaciones precordiales de Wilson

Eithoven situó el corazón en el centro de un triángulo imaginario con vértices en el brazo derecho (aVR), brazo izquierdo (aVL) y en pierna izquierda (aVF). Cada lado del triángulo formado por los tres electrodos representan una derivación (derivaciones bipolares o estándar I, II y III), empleando distintos pares de electrodos para cada derivación. Si las tres derivaciones se trasladan al centro del triángulo, forman tres líneas de referencia que se cortan.

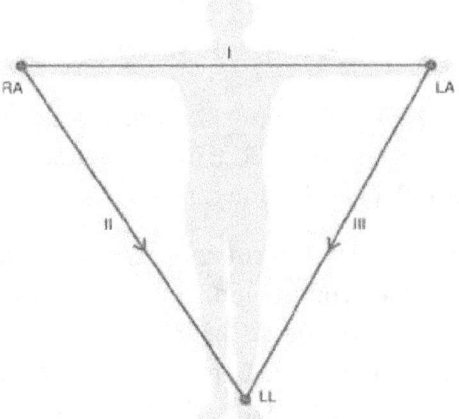

Derivaciones bipolares

Las derivaciones monopolares, aVR, aVL y aVF, tienen una orientación diferente, y permiten construir otras tres líneas de referencias.

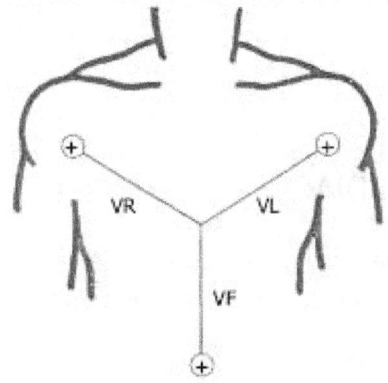

Derivaciones monopolares

FRECUENCIA CARDÍACA

La frecuencia cardíaca (FC) normal en adultos se sitúa entre los 60-100 lpm. Por debajo de 60 lpm se trata de bradicardia y por encima de 100 lpm , de taquicardia.

Las alteraciones de la frecuencia cardíaca son muy importantes, ya que constituyen un parámetro que en ocasiones es el primero que se altera y puede resultar de utilidad para sospechar una determinada patología. Así, la taquicardia es uno de los primeros signos que aparece en el paciente con insuficiencia cardíaca o en el paciente hipovolémico. De igual modo, forma parte de la respuesta neurohormonal temprana frente al estrés, ya que intenta aumentar el GC para ofrecer mayor cantidad de nutrientes a los tejidos. La fiebre también incrementa la FC a un ritmo de 10 latidos por cada 1º C que aumenta la temperatura sobre 38ºC.

ARRITMIAS CARDÍACAS

Tradicionalmente las arritmias cardíacas son clasificadas en función de su origen en supraventriculares y ventriculares.

Taquicardias Supraventriculares (TSV)

Se originan y se mantienen por estructuras que están por encima del haz de His, lo que les confiere su morfología de QRS estrecho. Sin embargo, en caso de bloqueo de rama previo, bloqueo de rama dependiente de la frecuencia o por la existencia de una vía accesoria con conducción antidrómica (la conducción hacia el ventrículo se hace por la vía accesoria en lugar de ir por el haz de His), el QRS puede ser ancho.

La TVS paroxística denota un síndrome clínico caracterizado por una taquicardia con inicio y final brusco.

En caso de que la TVS produzca inestabilidad hemodinámica el tratamiento de lección es la cardioversión eléctrica (CVE).

FIBRILACIÓN AURICULAR (FA)

Es el trastorno del ritmo más frecuente en el enfermo crítico. La FA da lugar a una despolarización anárquica del miocardio auricular con frecuencias auriculares que oscilan entre 500 y 700 lpm. El NAV tiene un período refractario que como máximo deja pasar 180 o 200 latidos a los ventrículos en personas jóvenes y sanas, y mucho menos en personas mayores.

El ECG muestra una taquicardia arrítmica (con distancia variable entre los complejos QRS) y sin ondas P, que son sustituídas por "ondas f", dando una línea de base de aspecto irregular y temblorosa.

La reversión del ritmo se realizará en pacientes sintomáticos, sin cardiopatía estructural y menores de 65 años. Se realizará mediante cardioversión eléctrica (CVE), inicialmente a 150 J en choque bifásico, o con cardioversión farmacológica con amiodarona o con flecainida o propafenona si no existe cardiopatía estructural.

El control de la frecuencia cardíaca se realizará en enfermos asintomáticos o con cardiopatía estructural, en los que hayan fracasado intentos de reversión previos. Los fármacos utilizados para el control de la frecuencia cardíaca son el verapamilo, diltiazem, esmolol o propanolol.

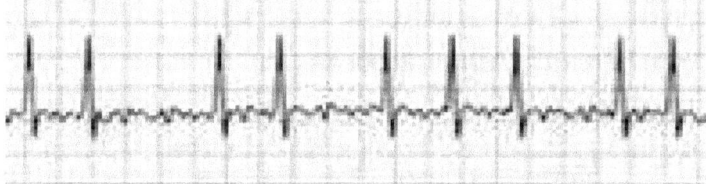

Fibrilación auricular

FLÚTER AURICULAR

También llamado aleteo auricular. Es una arritmia organizada que suele ir a frecuencias auriculares de 300 lpm. La frecuencia ventricular es un múltiplo de la frecuencia auricular (p.ejem. FC a 150 lpm por conducción 2:1).

Se identifica por "ondas F", que recuerdan los dientes de una sierra, siendo especialmente evidentes en las derivaciones inferiores (II, III y aVF).

El tratamiento es similar a la FA, pero es mas resistente a la cardioversión farmacológica.

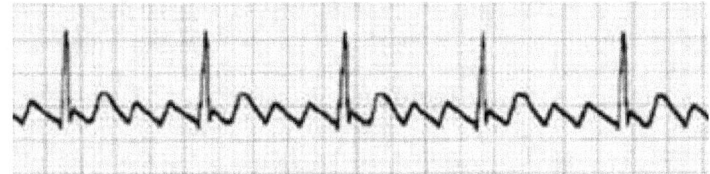

Fluter auricular

TAQUICARDIA AURICULAR

Engloba varios tipos de taquicardias que tienen su origen en las aurículas.

El ECG muestra generalmente una taquicardia regular de complejo QRS estrecho con frecuencias por lo general inferiores a 200 lpm. La onda P es dificil de identificar.

Un tipo de taquicardia auricular es la taquicardia auricular multifocal, que se observa casi exclusivamente en enfermos con EPOC, caracterizada por la presencia de ondas P de al menos tres morfologías diferentes.

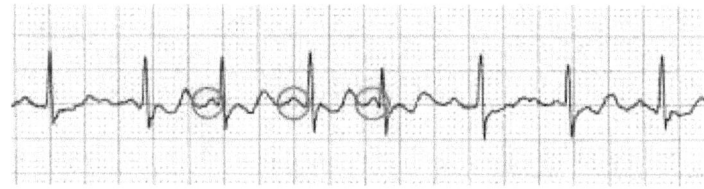

Taquicardia auricular multifocal

TAQUICARDIA POR VÍA ACCESORIA (SÍNDROME WOLF-PARKINSON-WHITE)

Las vías accesorias son restos embrionarios de músculo especializado que constituyen conexiones eléctricas anómalas entre aurículas y ventrículos.

El ECG puede mostrar un patrón característico de preexcitación ventricular, la onda delta, o bien estar oculta y no ser visible en el ECG de superficie.

Las vías accesorias pueden tener conducción ortodrómica (QRS estrecho), siendo la conducción de forma anterógrada por el NAV y retrógradamente por la vía accesoria, o bien presentar conducción antidrómica (QRS ancho), producida en sentido

20

contrario, es decir, bajando por la vía accesoria y subiendo por el NAV.

Las taquicardias por conducción antidrómica son potencialmente peligrosas, ya que la conducción puede llegar a ser tan rápida que puede fácilmente degenerar en taquicardia ventricular (TV) o en fibrilación ventricular (FV).

El tratamiento de las taquicardias por conducción ortodrómica se basa en el enlentecimiento de la conducción AV mediante maniobras vagales, adenosina o antagonistas del calcio. En las taquicardias por conducción antidrómica el tratamiento de elección es la procainamida, la amiodarona o la flecainida. En ambos casos está indicada la CVE en caso de inestabilidad hemodinámica. La ablación por radiofrecuencia es curativa en la gran mayoría de los casos.

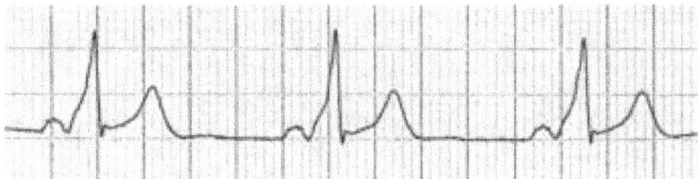

Taquicardia por vía accesoria (Síndrome Wolf-Parkinson-White)

Taquicardias Ventriculares (TV)

Se originan y se mantienen en los ventrículos. La despolarización ventricular no se efectúa por el sistema específico de conducción, lo que da lugar a un QRS ancho.

TV NO SOSTENIDA

Se define como tres o más complejos consecutivos a una FC > 100 lpm y con una duración de ciclo cardíaco < 600 ms, que finalizan espontáneamente en menos de 30 segundos.

Las recomendaciones terapéuticas son el evitar alteraciones electrolíticas, fármacos arritmogénicos, catéteres y dispositivos intravasculares.

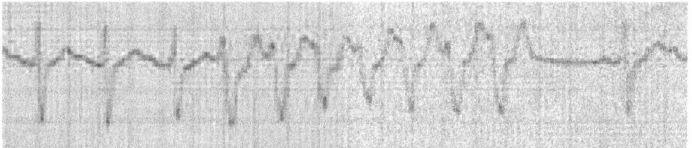

TV no sostenida

TV SOSTENIDA

Se defide como una TV con duración mayor de 30 segundos, o menor de 30 segundos que exige su finalización por compromiso hemodinámico.

El tratamiento de la TV monomórfica es la procainamida en enfermos estables hemodinámicamente. En los hemodinámicamente inestables es preciso CVE a 200 J bifásico, así como maniobras de soporte vital avanzado (SVA).

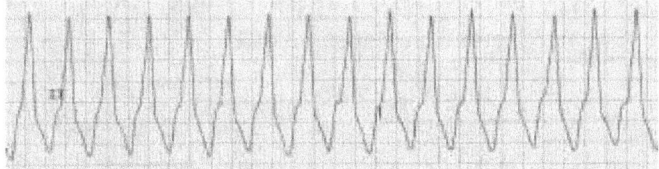

Taquicardia Ventricular sostenida

TV POR REENTRADA

TV por reentrada que afecta el sistema de His-Purkinje (habitualmente bloqueo de rama izquierda). Ocurrre habitualmente en el contexto de miocardiopatías.

El tratamiento es la CVE a 200 J bifásico, maniobras de SVA, llegando incluso a la ablación de la vía de reentrada

23

TORCIDA DE PUNTAS (TORSADE DES POINTES)

TV asociada a intervalo QT prolongado, y ECG característico por torsión en los picos de los complejos QRS alrededor de la línea isoeléctrica.

En el paciente hemodinámicamente inestable el tratamiento consiste en CVE, corregir los electrolítos y retirar los fármacos que puedan causar alargamiento del intérvalo QT.

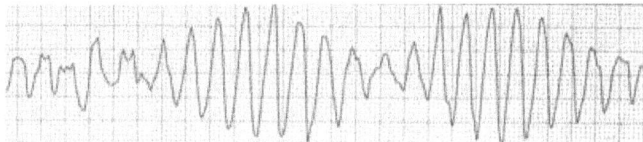

Torcida de puntas

FLÚTER VENTRICULAR

Arritmia ventricular regular con una frecuencia de 300 lpm, con apariencia monomórfica, y sin intérvalo isoeléctrico entre complejos QRS sucesivos.

El tratamiento consiste en desfibrilación a 200 J bifásico y maniobras de SVA.

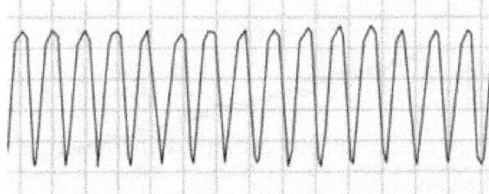

Flúter ventricular

FIBRILACIÓN VENTRICULAR

Arritmia ventricular irregular rápida con una frecuencia de más de 300 lpm con marcada variabilidad en la morfología y amplitud de los complejos QRS.

El tratamiento consiste en CVE urgente a 200 J bifásico y maniobras de SVA.

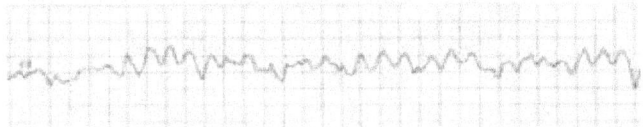

Fibrilación ventricular

25

Bradicardias

Suelen deberse a bloqueos auriculoventriculares (BAV) o a disfunción sinusal.

BLOQUEOS AURICULOVENTRICULARES

BAV DE PRIMER GRADO

Aparece un alargamiento del intérvalo PR > 200 mseg.

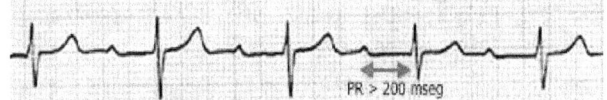

Bloqueo AV de primer grado

BAV DE SEGUNDO GRADO

Existen dos tipos:

- Mobitz I o Wenckebach: alargamiento progresivo de la conducción AV (intérvalo PR) hasta que una onda P no conduce al ventrículo.

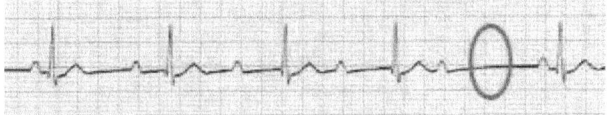

BAV segundo grado. Mobitz I.

26

- Mobitz II: intervalos constantes con un bloqueo súbito de la conducción AV.

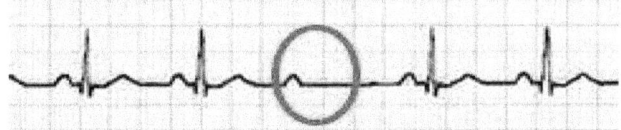

BAV Segundo grado. Mobitz II.

BAV DE TERCER GRADO

Hay una disociación completa de la actividad auricular y de la actividad ventricular.

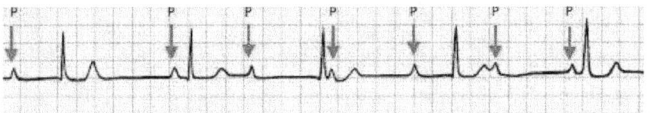

BAV tercer grado.

DISFUNCIÓN SINUSAL

Ó síndrome del nodo sinusal enfermo.

Incluyen un alto número de presentaciones clínicas con incapacidad cronotropa del nodo sinusal.

Entre ellas destacan:

- Bradicardia sinusal
- Pausas sinusales
- Bloqueo sinoauricular (BSA)

BIBLIOGRAFÍA

1. Gallego JM, Soliveres J, Carrera JA, Solaz C. Monitorización clínica. CECOVA. Alicante. 2009.

2. Cortés I, Lorente JA, Nicolás JM. Monitorización de la función cardiovascular. En: Nicolás JM, Ruiz J, Jiménez X, Net A. Enfermo Crítico y Emergencias. Elsevier. Barcelona. 2010; 54-66.

3. Dubin D. Electrocardiografía práctica. Ed. McGraw-Hill Interamericana. México D.F. 1976.

4. Net A, Vallverdú I. Función cardiovascular en el paciente grave. Masson. Barcelona. 2004.

MONITORIZACIÓN DE LA PRESIÓN ARTERIAL

Marta Gurpegui Puente, Isabel Sancho Val, Mª Dolores Vicente Gordo.

La presión arterial es la presión ejercida por la sangre a su paso por las paredes arteriales. Está determinada por el gasto cardíaco (GC) y la resistencia vascular periférica, por ello refleja tanto el volumen de eyección de la sangre como la elasticidad de las paredes arteriales.

Existen dos medidas de presión: la presión sistólica (PAS) es la presión de la sangre con la contracción de los ventrículos (presión máxima), y la presión diástólica (PAD) o mínima, que es la presión que queda cuando los ventrículos se relajan. La presión arterial media (PAM) expresa la presión de perfusión a los diferentes órganos corporales. La unidad de medida es en milímetros de mercurio (mm Hg).

La medida de la presión arterial puede realizarse de dos formas: monitorización invasiva y no invasiva.

MONITORIZACIÓN NO INVASIVA DE LA PRESIÓN ARTERIAL

Se trata de un método de medida indirecta intermitente y automática de la presión arterial, basado en la técnica de la oscilometría.

Este método utiliza un dispositivo llamado esfigmomanómetro (del griego sphygmos: pulso, y manómetro: que mide la presión), que consiste en una bolsa inflable cubierta por un manguito de tela y un indicador (manómetro) o columna para medir la presión. El manguito se coloca alrededor del brazo o de la pierna, y se infla la bolsa hasta que alcanza una presión que comprima la arteria subyacente. Después se desinfla la bosa lentamente, permitiendo que la arteria comprimida se abra, y se determina la tensión arterial (TA) registrando los ruidos (método de auscultación) o las pulsaciones vasculares (método oscilométrico) que se generan cuando la arteria se abre. De ambos métodos hablaremos a continuación.

Para una correcta medición hay que elegir el tamaño del manguito adecuado, ya que la bolsa inflable del manguito de presión debe producir una compresión uniforme de la arteria subyacente. Si la bolsa es demasiado pequeña para el tamaño del brazo, las determinaciones de la TA estarán falsamente elevadas. Se considera que el uso de manguitos de tamaño inadecuado es la fuente de errores más habitual en la determinación de la TA.

Circunferencia superior del brazo	Tamaño del del manguito	Dimensiones del manguito
22-26 cm	Adulto de tamaño pequeño	12x24 cm
27-34 cm	Adulto	16x30 cm
35-44 cm	Adulto de gran tamaño	16x36 cm
45-52 cm	Muslo de un adulto	16x42 cm

Método Auscultatorio

Para la medición de la TA mediante el método auscultatorio es necesario un esfigmomanómetro y un estetoscopio. El esfigmomanómetro se hincha por medio de una perilla, aumentando la presión en el manguito hasta que desaparezca el pulso radial, punto en que la presión ejercida con el manguito es mayor que la sistólica, quedando ocluida la arteria subyacente. A continuación se desinfla el manguito poco a poco y se determina la TA por los ruidos que se generan cuando la arteria empieza a abrirse, denominados "ruidos de Korotkoff. Estos ruidos son de muy baja frecuencia (25-50 Hz) y están inmediatamente por encima del umbral normal del oído humano, por lo que debe haber silencio en la habitación cuando se tome la TA mediante el método auscultatorio. Para optimizar la detección de éstos ruidos de baja frecuencia debe usarse la campana del estetoscopio.

Las situaciones de bajo flujo pueden disminuir la intensidad de los ruidos de Korotkoff, lo que proporcionará registros bajos de TA que son falsos. Por ello, en pacientes con compromiso hemodinámico, se prefiere las determinaciones directas de la TA.

Método Oscilométrico

Este método utiliza el principio de la pletismografía para detectar cambios de presión pulsátiles (oscilaciones) en una artera subyacente. Los cambios de presión pulsátiles que se producen en la arteria sobre la que se encuentra el manguito inflado, se transmiten al manguito, produciendo en él cambios similares de presión. Las oscilaciones se procesan electrónicamente para dar un valor a las tensiones arteriales sistólica, diastólica y media.

MONITORIZACIÓN INVASIVA DE LA PRESIÓN ARTERIAL

Se recomienda la determinación directa o invasiva de la TA en todos los pacientes ingresados en una UCI con inestabilidad hemodinámica o en situación de riesgo de sufrirla.

El lugar de elección para colocar una vía arterial permanente es la arteria radial. En pacientes con bajo gasto cardíaco y pulso disminuido puede resultar útil canalizar una arteria central como la arteria femoral.

Equipamiento y Montaje

El equipamiento para la monitorización hemodinámica comprende de catéteres, transductores, amplificadores, acondicionamientos de señal y registradores.

CATÉTERES: son instrumentos destinados a trasmitir fielmente las presiones intravasculares y sus cambios de señal desde la cámara exploradora al exterior

TRANSDUCTORES: son instrumentos que transforman los cambios de presión en señales eléctricas aptas para ser acondicionadas, transmitidas, amplificadas, desplegadas en un osciloscopio o registradas.

AMPLIFICADORES: son instrumentos electrónicos complejos que reciben, acondicionan, filtran y amplifican las señales recibidas de los transductores. La señal procesada es transformada en una curva que puede ser observada en un osciloscopio o registrada en sistemas electrónicos. La escala de amplificación puede ser elegida de acuerdo a la magnitud de la presión original. Los amplificadores deben filtrar otras señales fisiológicas.

MONITORES: integran a partir de la señal información digital, habitualmente presión máxima, mínima y media. Tienen una alarma que se activa cada vez que se sobrepasan unos valores determinados.

Para el montaje del sistema se debe rellenar con suero salino, procurando que no queden burbujas de aire. Posteriormente se debe determinar el cero, nivelando el transductor respect al punto de referencia de la auricular derecha. A continuación se debe cerrar la llave que conecta la cúpula con el catéter intravascular y abrir el transductor a la atmósfera. La presión atmosférica es el cero automático.

Cateterización arterial

Antes de empezar con la cateterización de una arterial hay que realizar el test de Allen, comprobando que la perfusion de la mano es doble, para evitar la isquemia de la mano al comprometer el flujo radial con el catéter o con una complicación de la inserción del mismo.

El test de Allen consiste en pedir al paciente que apriete el puño fuertemente y que lo mantenga cerrado, apretando al mismo tiempo las arterias cubital y radial a nivel de la muñeca. Se pide al paciente que abra la mano y dejamos de presionar sobre la arteria cubital, observando un relleno capital en la palma de la mano antes de 15 segundos, indicando que arteria cubital es suficiente para perfundir la mano. A continuación se repite la maniobra con la arteria radial.

Para cateterizar la arteria se elige la mano no dominante, colocando el antebrazo, la muñeca y la mano del paciente en una posición cómoda. Se limpia la piel con una solución yodada y se localiza la arteria con la palpación (el lugar más idóneo es el más cercano posible a la muñeca, ya que aquí la arteria suele estar más superficial y ser más recta). Se introduce el catéter en un ángulo de 30º.

El catéter arterial se conecta a un sistema que incluye un conector proximal, una llave para la extracción de muestras, un conector largo hasta el dispositivo de lavado y transductor. El lavado continuo se realiza con un dispositivo valvulado conectado a un suero salino heparinizado. Para el lavado del sistema se abre una válvula accionada con un cabo de goma que deja pasar fluido en cantidad necesaria.

ONDA DE PRESIÓN ARTERIAL

La onda de presión arterial cambia cuando ésta se desplaza alejándose del corazón. A medida que la onda de presión se desplaza hacia la periferia la tensión arterial aumenta gradualmente y la onda sistólica se estrecha. La presión sistólica puede aumentar hasta 20 mmHg desde la aorta proximal a las arterias mas periféricas, pero la presión arterial media no se modifica, por lo que ésta es una medida más exacta de la presión aórtica central.

A medida que la onda de presión se desplaza periféricamente, las ondas de presión que se reflejan desde la periferia hacia atrás se hacen más evidentes, y estas ondas reflejadas se añaden a la onda presión sistólica amplificando la presión sistólica. Esta amplificación de la presión sistólica es mayor cuando las arterias no son distensibles.

BIBLIOGRAFÍA

1. Pinsky MR. Clinical significance of pulmonary artery occlusion pressure. Intensive Care Med 2003; 29:175.

2. Rajaram SS, Desai NK, Kalra A, et al. Pulmonary artery catheters for adult patients in intensive care. Cochrane Database Syst Rev 2013; 2:CD003408.

3. Gallego JM, Soliveres J, Carrera JA, Solaz C. Monitorización clínica. CECOVA. Alicante. 2009.

4. Cortés I, Lorente JA, Nicolás JM. Monitorización de la función cardiovascular. En: Nicolás JM, Ruiz J, Jiménez X, Net A. Enfermo Crítico y Emergencias. Elsevier. Barcelona. 2010; 54-66.

MONITORIZACIÓN RESPIRATORIA

Marta Gurpegui Puente, Jacobo Casalduero Viu, Raquel Garrido Lopez.

En el paciente con respiración espontánea, la valoración clínica a intervalos frecuentes es el elemento mas importante en la toma de decisiones. Es muy importante valorar la presencia de fatiga, el aumento de trabajo respiratorio o la capacidad del paciente para el manejo de secreciones

INSPECCIÓN

Mediante la inspección del paciente se valorará cómo respira, la frecuencia y el patrón respiratorio, así como la profundidad y simetría de la expansión pulmonar.

Disnea

La disnea es la dificultad respiratoria que se manifiesta como una sensación de falta de aire en los pulmones. Es una sensación subjetiva y el paciente la refiere como ahogo, asfixia, falta de aire, etc. La disnea puede presentarse después de un esfuerzo físico o ser independiente de éste, y dentro de este último se pueden distinguir distintos tipos de disnea que podrán alertar de la presencia de problemas.

DISNEA PAROXÍSTICA OBSTRUCTIVA O SIBILANTE

Producida por obstrucción reversible de la vía aérea. Se acompaña de sibilantes inspiratorios y/o espiratorios. Aparece en el asma o en la insuficiencia cardíaca con edema pulmonar.

DISNEA PAROXÍSTICA NOCTURNA

Típica de pacientes cardíacos, aparece unas horas después de acostarse por reabsorción de edemas periféricos con posterior aumento del volumen circulatorio que el corazón no es capaz de manejar. Mejoran en posición sentada o de pie.

ORTOPNEA

Disnea intensa y brusca al pasar de la posición sentada al decúbiro supino. El paciente necesita dormir semisentado para no ahogarse. En este caso es importante valorar el ritno respiratorio y la frecuencia respiratoria (normalmente la espiración será un poco mas alargada que la inspiración).

Frecuencia Respiratoria

La frecuencia respiratoria se define como las veces que se contraen y se expanden los pulmones por unidad de tiempo, medidas comúnmente en respiraciones por minuto.

En el paciente adulto con respiración espontánea y en reposo la frecuencia respiratoria (FR) normal se sitúa alrededor de las 12 respiraciones por minuto (rpm). Las frecuencias normales de respiraciones varían en función de la edad:

- Recien nacidos: 28-45 rpm
- Niño: 20-40 rpm
- Pre-adolescente: 20-30 rpm
- Adolescente: 16-25 rpm
- Adulto: 12-20 rpm
- Adultos a ejercicios moderados: 35-45 rpm
- Atletas: 50-60 rpm

Por encima de 20 rpm hablaremos de taquipnea y por debajo de 12 de bradipnea.

La taquipnea puede ser producida por variedad de causas respiratorias o cardíacas. Se debe a que el sistema respiratorio no recibe suficiente oxígeno, o es incapaz de transportar el oxígeno al corazón

La bradipnea puede ser fisiológica en deportistas. La bradipnea patológica puede ser debida a la administración de sustancias que deprimen el sistema nervioso, como los sedantes. Ciertos trastornos metabólicos también pueden estar involucrados.

Tipos de Respiración

La respiración más común es la denominada costo-abdominal, pero existen otras muchas variaciones que nos pueden dar información del nivel y de la gravedad del problema existente:

HIPERVENTILACIÓN: Aumento del volumen inspirado por ciclo respiratorio. Puede aparecer en situaciones de hipoxia, ansiedad, trastornos del sistema nervioso central, etc.

HIPOVENTILACIÓN: reducción del volumen inspirado por ciclo respiratorio. Puede ser causada por sedantes, parálisis de músculos respiratorios, retención de secreciones, etc.

APNEA DEL SUEÑO: alterna períodos de apnea largos y frecuentes con otros de respiración normal, durante el sueño.

HIPO: trastorno del ritmo respiratorio donde la respiración normal es interrumpida por una contracción brusca de los músculos inspiratorios, seguido inmediatamente por el cierre de la glotis.

RESPIRACIÓN PARADÓJICA: aparece por el uso de la musculatura intercostal y los músculos accesorios (esternocleidomastoideo, escalenos) cuando el diafragma no se contrae por fatiga o por parálisis, haciendo que aumente la presión negativa dentro del tórax y arrastrando al diafragma hacia arriba durante la inspiración, impidiendo que el abdomen se expanda al coger aire.

ESPIRACIÓN ALARGADA: en casos de obstrucción bronquial difusa, como una crisis asmática o pacientes con limitación crónica del flujo aéreo. Se acompañan de cierto grado de atrapamiento aéreo, produciencio hiperinsuflación torácica.

POR OBSTRUCCIÓN DE LA VÍA RESPIRATORIA: en casos de obstrucción de la vía aérea superior. En la inspiración se produce tiraje, con retracción de los espacios supra e infraclaviculares, espacios intercostales, de la fosa supraesternal y aleteo nasal, y estridor, debido a la dificultad del paso del aire.

RESPIRACIÓN TAQUIPNEICA Y SUPERFICIAL: Propia de pacientes con afección pulmonar.

RESPIRACIÓN DE KUSSMAUL: cursa con aumento anormal de la frecuencia y profundidad respiratoria. Se observa en la acidosis metabólica y en pacientes con enfermedad pulmonar obstructiva crónica (EPOC).

RESPIRACIÓN PERIÓDICA DE CHEYNE-STOKES: alterna períodos de apnea de unos 20-30 segundos con períodos de hiperventilación, también de corta duración, decreciendo paulatinamente hasta llegar de nuevo a un período de apnea. Se observa en pacientes con insuficiencia cardiaca y en algunas lesiones de los hemisferios cerebrales.

RESPIRACIÓN ATÁXICA: irregularidad absoluta de los movimientos respiratorios. Aparece en pacientes con afectación grave del sistema nervioso central.

RESPIRACIÓN DE BIOT: alterna periodos irregulares de apnea seguidos por numerosas respiraciones regulares en frecuencia y profundidad. Se presenta en pacientes con afectación grave del sistema nervioso central.

RESPIRACIÓN APNEÚSTICA: se caracteriza por una pausa en la inspiración. Se observa también en pacientes con lesiones cerebrales.

RESPIRACIÓN AGÓNICA: respiración boqueante que precede a la apnea. Suele indicar el comienzo de una parada respiratoria.

Secreciones

Es muy importante la valoración de las secreciones respiratorias así como la capacidad del paciente para su expectoración.

COLOR: Está ligado a la composición.

- Transparente o blanca: corresponde a mucus

- Amarillo o verde: son glóbulos blancos destruídos. Aparecen por infección bacteriana.

- Herrumbroso: hematíes destruídos de un foco de hepatización roja de neumonía.

- Café: pus retenido durante un tiempo.
- Rojo vivo: sangre fresca.

- Rojo oscuro o vino: sangre retenida. Aparece en infartos pulmonares o tumores necrosados.

- Rosado: sangre diluída el líquido espumoso de edema pulmonar.

CONSISTENCIA, VISCOSIDAD Y ADHESIVIDAD: Condicionan el grado de facilidad con que se eliminan las expectoraciones.

HEMOPTISIS: expectoración de sangre fresca durante la tos, proveniente de la parte subglótica del aparato respiratorio. Habrá que anotar la cantidad y las repeticiones. Siempre es patológica, y suele deberse a tumores, infecciones o a causas vasculares.

OLOR: en caso de secreciones retenidas, como bronquiectasias o abscesos, pueden presentar olor desagradable. En las infecciones por anaerobios el olor puede ser fecaloideo.

RESTOS DE ALIMENTOS: indica trastornos de la deglución o la presencia de fistula broncoesofágica.

PULSIOXIMETRÍA

La pulsioximetría es un método no invasivo para evaluar la saturación arterial de la hemoglobina, basado en técnicas espectrofotométricas y fotopletismográficas, que cuantifica la cantidad de luz que absorbe la oxihemoglobina.

Existen cuatro formas diferentes de hemoglobina: oxihemoglobina (HbO2), hemoglobina desoxigenada o reducida (Hb), metahemoglobina (metHb) y carboxihemoglobina (COHb). Se utilizan dos longitudes de onda de luz, una localizada en la región roja del espectro luminoso (660 nm) y otra en la región infrarroja (940 nm). De esta manera se expresa la hemoglobina oxigenada como un porcentaje de la hemoglobina total, que se calcula a partir de la siguiente ecuación:

$$\% \text{ saturación} = (HBO2 / HbO2 + Hb) \times 100$$

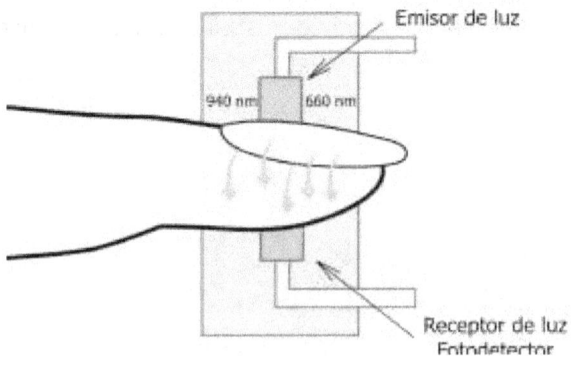

Principio de la pulsioximetría

La saturación de oxígeno (Sat O2) registrada por los pulsioxímetros (Sp O2) difiere en menos del 3% de la saturación real.

Las principales limitaciones de la pulsioximetría son:

- Carboxihemoglobinemia: produce saturaciones de oxígeno falsamente elevadas, ya que la carboxihemoglobina refleja la luz roja en grado similar a la oxihemoglobina y por tanto el pulsioxímetro las confunde.
- Metahemoglobinemia: refleja saturaciones de oxígeno fijas alrededor de 85%. La metahemoglobina tiene una absorción próxima a la Hb reducida a 660 nm, mientras que a 940 nm su reflexión es mucho mayor que las de las otras hemoglobinas.
- Colorantes intravenosos: reflejan mediciones falsamente bajas. Un ejemplo es el azul de metileno, que posee un coeficiente de absorción de la luz de 670 nm.
- Pigmentación de la piel: La pigmentación muy oscura de la piel puede producir cifras falsamente bajas.

- Esmalte de uñas: el esmalte de uñas de tonos azules, verdes y negros interfiere con la pulsioximetría, produciendo mediciones falsamente bajas.
- Vasoconstricción e hipotermia: se obtienen medidas falsamente bajas o bien ausencia de medición por existir dificultad en la detección de señal pulsátil.
- Anemia: El pulsioxímetro es incapaz de dar una lectura real en situaciones de anemia extrema con Hb < 30 gr/L.
- Pulsaciones venosas: la presencia de pulsaciones venosas interfiere con la detección pletismográfica, obteniendo mediciones falsamente bajas.

CAPNOGRAFÍA

La capnografía es el método electroptico para la medición continua y no invasiva de la concentración de dióxido de carbono en el aire espirado. Normalmente se utiliza en el paciente con ventilación mecánica.

Tipos de capnografía

Existen varias técnicas analíticas para medir el CO_2 en las vía aérea, como la espectrofotometría de infrarrojos, la espectrometría de masas, o por técnica colorimétrica.

ESPECTROMETRÍA DE INFRARROJOS: se basa en la absorción del CO_2 de luz infrarroja, particularmente de longitud de onda 4.3 mm. La sonda de CO_2 para infrarrojos tiene una fijación a las vía respiratoria que se coloca en serie con el tubo espiratorio durante la ventilación mecánica, y un sensor. El adaptador a la vía respiratoria y el sensor permiten que un rayo uniforme de luz infrarroja pase a través del aire espirado. El sensor registra los cambios en la PCO_2 durante cada espiración y lo reproduce en un capnograma. Es una técnica relativamente barata para medir el CO_2 espirado, y es la más utilizada.

ESPECTROMETRÍA DE MASAS: el CO_2 es enviado mediante electrones y los fragmentos iónicos son atraídos por un campo magnético hacia los detectores.

TECNICA COLORIMÉTRICA DE CO_2: permite conocer el CO_2 espirado en variaciones 0,5% mediante un indicador químico que se aloja dentro de un adaptador, colocado entre el tubo traqueal y el sistema del respirador. Cuando el CO_2 se pone en contacto con un papel indicador, este cambia de color desde el púrpura hasta el amarillo.

Capnograma

El capnograma es la representación gráfica de la onda de PCO2 espirado durante el ciclo respiratorio. El capnograma normal consta de varias fases:

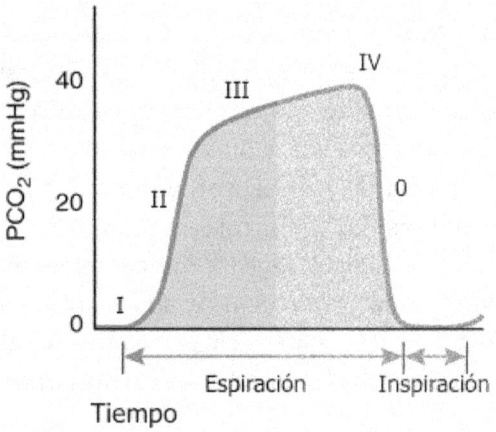

Capnograma normal

- Fase I: representa el final de la fase inspiratoria y el inicio de la fase espiratoria.
- Fase II: ascenso rápido del registro debido al inicio de la salida de CO2 desde los alveolos. Según avanza la espiración, el gas exhalado procedente del espacio muerto es reemplazado por gas alveolar rico en CO2.

- Fase III o meseta alveolar: corresponde con la salida de gas proveniente de la zona de intercambio gaseoso en los pulmones (alveolos). Se presenta como una parte constante o lentamente creciente.
- Fase IV: pico final de la meseta en situaciones de espiración prolongada o activa. Al nivel de CO_2 medido en el final de la espiración se le denomina "end-tidal CO_2", siendo abreviado como "EtCO_2", cuyos valores normales son entre 2-5 mmHg por debajo de las cifras de PaCO_2.
- Fase 0: descenso brusco vertical del valor de CO_2 causado por la entrada de gas inspirado.

Aplicaciones clínicas de la capnografía

La PCO_2 al final de la espiración puede usarse de diversas formas en la UCI.

- Verificación de la intubación endotraqueal: mediante la medición inmediata y continua de CO_2 metabólico en el gas espirado.
- Estimación de la PaCO_2: permite la valoración pulmonar y el ajuste de la frecuencia respiratoria del respirador.
- Hiperventilación controlada: cuando se utiliza la hiperventilación para reducir la presión intracraneal en casos de hipertensión intracraneal, es útil monitorizar el CO_2 al final de

la espiración para mantener la PaCO2 en el nivel deseado, que suele ser unos 25 mmHg.

- Progreso de la RCP: permite valorar la calidad del masaje cardíaco. En el paciente con parada cardiorespiratoria el gasto cardíaco (GC) es nulo, por lo que si durante la maniobra de RCP se observa un ligero incremento en este valor es iindicador de que se está realizando correctamente, y una levación súbita y sostenida del EtCO2 alerta de la recuperación de la circulación espontánea.
- Perídodos anestésicos: ayuda a valorar y manejar la función respiratoria.
- Monitorización de la vía aérea: cambios en la forma pueden orientar a la etiología del problema.

  o Reinhalación de CO2: por tiempos espiratorios cortos o fallo de la válvula espiratoria. Aparece un ascenso progresivo de la línea de base.

  o Obstrucción al flujo de gas espirado: pendiente lenta en el inicio de la fase espiratoria. Aparece en el broncoespasmo, en la intubación endotraqueal selectiva o en casos de tubo endotraqueal acodado.

  o Aumento progresivo de EtCO2: se debe a un aumento de la producción de CO2, como en la hipertermia o en las convulsiones, o por una disminución de la ventilación, al disminuir la FR o el volumen corriente.

o   Desadaptación del respirador: aparecen hendiduras en la fase de meseta.

o   EPOC: con lentificación de la fase inspiratoria.

MONITORIZACION DEL PACIENTE CON VENTILACION MECANICA

Monitorización del paciente con ventilación mecánica no invasiva (VMNI).

La ventilación mecánica no invasiva es la administración de un flujo de gas generado por un ventilador sin un abordaje invasor de la vía aérea. La conexión del respirador con el paciente se realiza mediante un dispositivo facial o nasal.

Es imprecisdible la monitorización continua de la VMNI para poder reconocer tempranamente su fracaso de cara a no retrasar la intubación traqueal. Esta monitorización engloba:

EVALUACION CLINICA: Se debe valorar el confort, la tolerancia de la interfase (mascarilla nasal, nasobucal, facial completa o casco), los signos de aumento del trabajo respiratorio, la evaluación del estado de alerta y la colaboración, la cantidad y la movilización de las secreciones respiratorias, y la situación hemodinámica del paciente.

IDENTIFICAR FUGAS AÉREAS: Deberán minimizarse reajustando la interfase y los parámetros ventilatorios tantas veces como sea necesario.

SINCRONÍA PACIENTE/VENTILADOR: Con la visualización de las curvas gráficas de mecánica respiratoria.

OBSERVACIÓN DE COMPLICACIONES: Eritema facial, ulceraciones producidas por la interfase, conjuntivitis, distensión gástrica, claustrofobia, sequedad de mucosas, etc.

Monitorización del paciente con ventilación mecánica invasiva (VMI).

La ventilación mecánica es un proceso por el que se sustituye total o parcialmente y de forma temporal la ventilación espontánea cuando ésta no es suficiente para cumplir sus objetivos. Los objetivos de la VM son mantener el intercambio gaseoso y reducir el trabajo respiratorio de los pacientes.

Es fundamental la monitorización de ciertos parámetros respiratorios para la seguridad del paciente. Así, es imprescindible monitorizar:

- Presión de la vía aérea: una presión transalveolar elevada puede causar rotura alveolar, produciendo un neumotórax, neumomediastino o enfisema subcutáneo, en dependencia del espacio alcanzado por el aire desde los espacios alveolares. A este tipo de lesión se le define como barotrauma.
- Volúmen espirado: se mide el volumen espirado en un minuto.

Estas variables se correlacionan con las alarmas de alta presión y de bajo volumen espirado, para avisarnos de la excesiva presión en la vía aérea o de la desconexión del paciente.

Los cuidados específicos de enfermería en un paciente con ventilación mecánica invasiva son:

- Revisar el ventilador, las alarmas, los parámetros y las conexiones, en todos los turnos. Verificar el caudalímetro, las alargaderas y el Ambú®, y registrar los parámetros del respirador en la hoja de control correspondiente.

- Comprobar la colocación de la sonda naso-gástrica (SNG) y del tubo endotraqueal. Realizar aspiraciones frecuentes para evitar la acumulación de secreciones.
- Verificar la presión del neumotaponamiento del tubo endotraqueal, con un valor máximo en 25 cmH2O.
- Registrar la saturación arterial de oxígeno por pulsioximetría (Sat O2) y la fracción inspiratoria de oxígeno (FiO2). Ajustar la alarma de límite inferior.

Bibliografía

1. Diaz-Prieto A, Via G, García c, Burgos F. Adquisición y monitorización de gases respiratorios sanguíneos y tisulares. En: Nicolás JM, Ruiz J, Jiménez X, Net A. Enfermo Crítico y Emergencias. Elsevier. Barcelona. 2010; 46-53.

2. Marino P, Sutin KM. El libro de la UCI. Lippincott Williams & Wilkins. Philadelphia. 2007.

3. Burgos F. Gasometría arterail: técnica e interpretación. En: Torres A, Ortiz I, editores. Cuidados intensivos respiratorios para enfermería. Barcelona: Springer-Verlag Iberica; 1997.

4. Jubran A. Pulse oximetry. Intensive Care Med. 2004; 30:2007-20.

5. Cook TM, Nolan JP. Use of capnography to confirm correct tracheal intubation during cardiac arrest. Anaesthesia 2011; 66:1183.

MONITORIZACIÓN DE LA DIURESIS

Pablo Ruiz Frontera, Patricia Mora Rangil, Cristina Bernal Matilla.

El riñón es un órgano muy sensible a la hipoperfusión, de modo que cuando desciende la presión de perfusión renal, disminuye el filtrado glomerular y la producción de orina. Existen diversos mecanismos compensatorios que se activan ante un descenso de la perfusión renal.

Es muy importante llevar un estricto control de la diuresis para detectar tempranamente una posible hipoperfusión renal, que se traducirá como oliguria, pudiendo llegar en situaciones mas graves a anuria.

La diuresis normal es de 0,5-1 ml/kg/h.

VOLÚMEN DE ORINA

El débito urinario varía continuamente según el aporte hídrico, las perdidas extrarrenales de agua y las necesidades del organismo.

El débito urinario, en los pacientes críticos, debe monitorizarse de forma horaria. Para ello debe colocarse una sonda vesical permanente.

Las anormalías del débito urinario son:

- Anuria: débito inferior a 200 mL/24h
- Oliguria: débito de orina entre 200 y 800 mL/24h
- Poliuria: débito de orina que sobrepasa los 3000 mL/24h

Anuria

La anuria indica un fallo agudo de la función renal, por lo tanto es sinónimo de insuficiencia renal aguda. Se trata de una caída rápida y sostenida de la filtración glomerular, que produce una incapacidad del riñón para regular el equilibrio de agua y solutos al tiempo que se produce una acumulación de los desechos nitrogenados como urea y creatinina.

Muchas veces, la distinción entre anuria y oliguria resulta difícil, y algunos autores utilizan el término oligoanuria

Oliguria

La oliguria puede ser debida a numerosos mecanismos. Al contrario, la oliguria a menudo indica un buen funcionamiento renal, ya que su papel fisiológico principal es conservar el equilibrio hídrico del organismo.

La oliguria puede indicar:

- Aporte hídrico insuficiente: pacientes intubados, con trastornos de conciencia
- Pérdidas extrarrenales excesivas: vómitos, diarrea, sudoración profusa
- Edemas importantes

En todos estos casos el estudio de la orina indicará que se trata de una orina concentrada, con urea urinaria elevada, y con escaso sodio.

Es importante descubrir cual es su etilogía, ya que el tratamiento dependerá de ello. La oliguria puede se consecuencia de una insuficiencia renal aguda prerrenal, renal o postrrenal, y su tratamiento en cada una de las situaciones es distitno. En los pacientes críticos es muy frecuente la oliguria como consecuencia de hipovolemia, por lo que es muy importante corregirla mediante el aporte generoso de fluidos, evitando así el desarrollo de un fallo renal establecido. En caso de llegar a este punto se valorará la necesidad de iniciar tratamiento con técnicas de reemplazo renal continuo.

Poliuria

La poliuria no implica siempre una alteración de la función renal. Se observa en los casos de aporte hídrico excesivo, como en la potomanía, o por exceso de hidratación en forma de perfusiones.

La poliuria también puede ser la manifestación de diferentes patologías, como la diabetes insípida, síndrome pierde sal cerebral, hipertiroidismo, síndrome de Cushing, etc.

BALANCE HÍDRICO

En el paciente crítico es imprescindible establecer un balance preciso de entradas y salidas hídricas, y es responsabilidad de enfermería evaluar el estado del equilibrio hídrico del paciente. Para determinarlo se registran las cantidades de líquidos ingeridos y eliminados por el paciente en una hoja de balance hídrico, en la cual se anotan por turnos, realizando la suma del total de líquidos ingeridos y eliminados en el período de 24 horas. Se debe utilizar una hoja de balance hídrico cada 24 horas. Esta hoja sirve al médico y a la enfermería detectar los posibles cambios en el balance hidroelectrolítico y establecer modificaciones en el tratamiento del paciente.

Actualmente existen programas informáticos que calculan el balance hídrico diario, teniendo en cuenta las entradas, las salidas y las pérdidas insensibles (pérdidas por piel y por vía respiratoria). En este caso la enfermería debe introducir manualmente los datos de manera horaria.

FUNCIÓN RENAL

Para valorar la función renal, además de la diuresis, es conveniente utilizar parámetros analíticos, como la creatinina, la urea, el sodio y el potasio plasmáticos. La función renal se monitoriza mediante el cálculo de la función glomerular y de la función tubular.

La función glomerular se calcula mediante la medición del aclaramiento de creatinina. La fórmula mas empleada para calcular el aclaramiento de creatinina es:

Cl Cr (ml/min) = [Cr en orina (mg/dL) x volumen (mL)] / [Cr en suero (mg/dL) x tiempo (min)

Los valores normales en varones se sitúan entre 70 ± 14 mL/min/m2, y en mujeres en 60 ± 10 mL/min/m2.

La fracción excretada de sodio (FENa) permite distinguir entre la insuficiencia renal aguda prerrenal por hipoperfusión renal y la insuficiencia renal por lesión establecida del parénquima.

En la fase de recuperación de la insuficiencia renal puede producirse una poliuria isostenúrica, existiendo el riesgo de presentar hipovolémia, por lo que hay que asegurarse de mantener una correcta reposición de fluídos.

BIBLIOGRAFÍA

1. Gallego JM, Soliveres J, Carrera JA, Solaz C. Monitorización clínica. CECOVA. Alicante. 2009.

2. Chocarro L, Venturini C. Procedimientos y cuidados en enfermería médicoquirúrgica. Madrid: Elsevier; 2006.

3. Salvadores P, Sánchez P, Carmona FJ. Enfermería en cuidados críticos. Madrid: Editorial Universitaria Ramón Areces; 2011.

Monitorización de la Temperatura Corporal

Pablo Ruiz de Gopegui Miguelena, Estela Val Jordán, Clara Jaqués Andrés.

El hombre es capaz de mantener constante su temperatura corporal central. Esta se sitúa entre los 36-37ºC

La temperatura se define como el equilibrio entre la producción de calor por el cuerpo y su pérdida. Se trata de un factor importante en la hemodinámica, ya que según su valor se activarán mecanismos para promover la producción de calor, como la vasoconstricción o el aumento del metabolismo, o para promover la pérdida de calor, con vasodilatación, hiperventilación y sudoración.

Existen varios puntos donde es posible medir la temperatura corporal para su monitorización: membrana timpánica, transesofágica, nasofaringe, vejiga urinaria, oral, superficie. Lo más frecuente es que el sitio escogido para la monitorización se base en su accesibilidad, comodidad y seguridad.

MEDICIÓN DE LA TEMPERATURA

La temperatura debe medirse en todos los pacientes hospitalizados por lo menos una vez al día, y en los pacientes críticos debe medirse al menos cada 4 horas.

El cuerpo humano se divide en dos compartimentos térmicos, central y periférico.

La temperatura central se puede medir con un sensor especial en un lugar adyacente a la membrana timpánica, en la nasofaringe, en la arteria pulmonar o el esófago distal.

La temperatura periférica varía considerablemente y depende en gran medida de la temperatura ambiente.

Existen diferentes lugares de medición de la temperatura, que dividimos en dos grupos: central y periférica.

Temperatura Central

- Arteria pulmonar: mediante un termistor que se encuentra en el extremo distal del catéter de arteria pulmonar o Swan-Ganz se monitoriza la temperatura de la sangre en dicha arteria de manera continua. Su medición se puede ver alterada por la administración de líquidos en el torrente sanguíneo.

- Esófago distal: Su medida se debe efectuar en el tercio distal, por su proximidad al corazón y grandes vasos. La punta de la sonda debe quedar colocada a la altura de la auricula derecha.

- Membrana timpánica: La medición de la temperatura a través de este sistema de forma continua se realiza mediante sondas, y si la medida se hace de forma intermitente se realiza mediante termómetro timpánico de infrarrojos.

- Nasofaringe: La sonda debe permanecer en contacto con la mucosa, correspondiendo entonces con la temperatura cerebral por su proximidad a la arteria carótida interna. Según la profundidad de colocación la medición puede tener variaciones.

Temperatura Periférica

- Piel de la región frontal: La temperatura cutánea suele ser de 1 a 4ºC inferior a la temperatura central, sin embargo la piel de la frente es uno de los lugares donde más tiempo tarda en aparecer vasoconstricción, por lo que nos ofrece un valor aproximado a la temperatura central.

- Boca: Se suele utilizar el termómetro de vidrio o digital electrónico. Se coloca sublingual entre 2 a 10 minutos, manteniendo la boca cerrada.

- Axila: Se utiliza el termómetro de mercurio o una sonda reutilizable. Se coloca encima de la arteria axilar durante unos 15 minutos. Su valor puede estar alterado por los pliegues y grasa presentes en la zona.
- Recto: El recto es el lugar estándar mas aceptado y es más fiable si el sensor del temómetro se introduce más de 10 cm en el recto. Esta temperatura suele correlacionarse con la temperatura distal esofágica y timpánica. Su monitorización de forma continua se realiza con sondas reutilizables conectadas a un monitor.
- Vejiga: La medición de la temperatura en la vejiga está directamente relacionada con el flujo de orina. Se necesita una sonda tipo Foley con un termistor en la punta.

MANTENIMIENTO DE LA TEMPERATURA CORPORAL

Para que la temperatura del cuerpo sea constante es necesario mantener un equilibrio entre el calor que se gana y el que se pierde.

El calor que produce el organismo procede, en su mayor parte, de la actividad metabólica. En condiciones de reposo el metabolismo produce aproximadamente 75 calorías por hora.

Para mantener constante la temperatura debe perder calor al mismo ritmo que lo produce, por lo que un hombre en reposo debe eliminar 75 calorías por hora. El calor se pierde por la piel, el aire espirado, la orina y las heces.

Existen varios mecanismos por los que el cuerpo cede calor:

- Radiación: los seres vivos irradian calor al ambiente por medio de ondas electromagnéticas. Es el principal mecanismo de pérdida de calor (65%).
- Conducción: transferencia de calor por contacto con el aire, la ropa, el agua, y otros objetos. Es el flujo de calor por gradiente. En este proceso se pierde aproximadamente el 3% del calor.
- Convección: transmisión de calor de un cuerpo sólido más caliente a un cuerpo fluido. La pérdida de calor por este proceso puede llegar hasta un 12%.
- Evaporación: es la pérdida de calor por evaporación de agua. Se produce por dos mecanismos, evaporación insensible o perspiración, y transpiración perceptible o sudoración (27%)

Aunque la temperatura corporal es aproximadamente constante (37ºC), esta fluctúa a los largo del día, alcanzando un máximo sobre las 18:00h y un mínimo sobre las 4:00h de la madrugada.

ALTERACIONES DE LA TERMORREGULACIÓN

Hipotermia

La hipotermia disminuye la actividad metabólica y reduce las demandas de sangre a los tejidos. Una hipotermia controlada puede ser beneficiosa en determinadas situaciones, como tras una parada cardiorrespiratoria, para mantener al cerebro con bajo metabolismo y prevenir lesiones permanentes en las neuronas.

Sin embargo, la hipotermia inadvertida es el trastorno térmico más común en el postoperatorio.

Se considera hipotermia cuando la temperatura corporal es inferior a 35ºC. La hipotermia se puede clasificar en:

La hipotermia se presenta generalmente en pacientes que han estado expuestos a bajas temperaturas ambientales. Ante una presunta hipotermia deben usarse sondas electrónicas especializadas para registrar la temperatura, que pueden registrar temperaturas por debajo de 25ºC.

Estas sondas pueden colocarse en la vejiga, el recto o el esófago.

El recalentamiento de estos pacientes debe hacerse con medidas externas en primer lugar, aunque también se dispone de métodos más invasivos como la infusión de sueros calientes, lavado peritoneal con sueros calientes, o el aire inspirado caliente en pacientes intubados.

Gravedad	Tª corporal	Manifestaciones clínicas
Leve	32-35ºC	Confusión, frío, palidez cutánea, escalofríos, taquicardia
Moderada	28-32ºC	Letargo, disminución o ausencia de escalofríos, bradicardia
Grave	< 28ºC	Obnubilación o coma, sin escalofríos, piel edematosa, pupilas fijas y dilatadas, bradicardia, hipotensión, oliguria
Mortal	< 25ºC	Apnea, asistolia

Hipertermia

La fiebre debe interpretarse como un mecanismo compensador y de adaptación.

En los pacientes críticos habrá que buscar un foco infeccioso como causa más probable de fiebre, pero existen otras muchas causas no infecciosas de fiebre:

- Postoperatorio de cirugía mayor
- Golpe de calor
- Inducida por fármacos: síndrome neuroléptico maligno, hipertermia maligna...
- Hipersensibilidad a fármacos
- Endocrinas: tirotoxicosis, feocromocitoma...
- Hematológicas: reacción trasfusional, trombosis venosa profunda
- Abdominales: pancreatitis, isquemia mesentérica
- Pulmonares: Distrés, neumonitis
- Enfermedades del colágeno: lupus sistémico, sarcoidosis
- Neoplasias: leucemia, linfomas, mieloma múltiple

En términos generales, sólo debe tratarse la fiebre en el paciente crítico cuando supere los 38,5ºC o cuando el paciente presente alguna condición de riesgo. Se puede disminuir con fármacos, como el ibuprofeno, metamizol o paracetamol, o asociando medidas físicas como compresas frías o mantas de enfriamiento.

El inconveniente de la refrigeración externa es el riesgo de que aparezcan escalofríos cuando la temperatura corporal desciende por debajo de 30ºC. Los escalofríos son contraproducentes porque elevan la temperatura corporal. Si aparecen está indicado el cambio a una de las técnicas de refrigeración interna.

La refrigeración interna consiste en lavados con agua fría del estómago, vejiga y recto. Este tipo de enfriamiento se reserva para aquellos casos en los que la refrigeración externa no es eficaz o produce escalofríos no deseados, en pacientes con temperaturas muy elevadas y con alguna condición de riesgo.

Bibliografía

1. Gallego JM, Soliveres J, Carrera JA, Solaz C. Monitorización clínica. CECOVA. Alicante. 2009.

2. Chocarro L, Venturini C. Procedimientos y cuidados en enfermería médicoquirúrgica. Madrid: Elsevier; 2006.

3. Salvadores P, Sánchez P, Carmona FJ. Enfermería en Cuidados Críticos. Madrid: Editorial Universitaria Ramón Areces; 2011.

www.ingramcontent.com/pod-product-compliance
Lightning Source LLC
Chambersburg PA
CBHW060414190526
45169CB00002B/891